Conseils Médicaux

AUX FAMILLES

et pour la domesticité

A conserver et à lire souvent pour connaître les signes de quelques-unes parmi les nombreuses maladies que toutes il faut soigner aussitôt et pour lesquelles il faut appeler le médecin immédiatement.

Au moindre signe d'indisposition ou de maladie, faire venir le médecin aussitôt ou aller ou se faire transporter avec précaution aussitôt à l'hôpital, grandes personnes ou enfants.

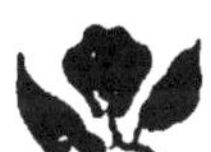

L'alcoolisme est une des principales causes des maladies graves ou mortelles. Règle importante d'hygiène à observer par tout le monde, grandes personnes ou enfants, par les malades comme par les personnes bien portantes, pour éviter les contagions si fréquentes des maladies, en particulier de la tuberculose et de la fièvre typhoïde, quand cette règle n'est pas observée : Savonnage soigneux des mains à la brosse fréquemment et en particulier chaque fois avant de manger, chaque fois après un petit ou gros besoin accompli, chaque fois après avoir touché ou soigné un malade quel qu'il soit, touché crachoir, objets, vêtements, etc., dont il se sert, touché objets, meubles, etc., pouvant recéler des microbes contagieux, ou des poussières, etc. — Cette règle fera partie des recommandations essentielles à observer d'une façon constante et habituelle dans tous les cas, que tout le [illegible]de soit en bonne santé dans une famille, ou qu'il y ait un ou [illegible] malades. En outre cette règle est sensée être écrite et pres[illegible]te des articles de toutes les maladies et en tête de chaque [illegible] maladies traitées dans ce travail.

CONSEILS MÉDICAUX AUX FAMILLES

et pour la domesticité

A montrer au médecin traitant qui doit en prendre connaissance aussitôt, et en particulier à chaque indisposition ou maladie, et qui indiquera à chaque malade et à l'entourage, suivant chaque cas, la médication et les soins urgents à faire aussitôt en cas d'indispositions, crises, accès, en attendant la venue du médecin accouru d'urgence.

CONSEILS MÉDICAUX aux FAMILLES

et pour la domesticité

destinés à convaincre chacun de la nécessité de s'observer soi-même et les siens, de prêter attention à tous signes anormaux de santé, si légers soient-ils, qui sont ou peuvent être les indices d'une maladie grave ou mortelle, ou qui le deviendra si on n'a pas recours immédiatement au médecin ; destinés aussi à indiquer les précautions, soins indispensables à faire aussitôt en attendant le médecin appelé d'urgence ; à indiquer aussi ce qu'il ne faut pas faire, ce qui fait à contre temps, inconsidérément, avec ignorance est dangereux et grave pour le malade ; à indiquer qu'il y a toujours danger grave à se soigner soi-même ou à prendre n'importe quelles médications ou médicaments, que le médecin est seul compétent. Enfin le médecin trouvera ici des lignes générales de médications, régime, hygiène, etc., qui pourront lui être utiles en les rappelant à sa mémoire, sous la réserve, comme il est dit plus bas, qu'il peut y avoir des fautes, oublis, erreurs pour les médicaments, leur dosage, indications, contre-indications, de même pour tous les autres points, régime, hygiène, etc. Le médecin modifiera, adaptera, corrigera suivant les âges, suivant chaque malade, suivant les indications et contre-incations particulières, spéciales, générales, ou les indications ou contre-indications futures. Les progrès et changements de l'avenir peuvent en effet à chaque instant modifier les choses et démontrer comme exagérés ou mal fondés ou contre-indiqués telle médication, régime etc., que l'on considérait auparavant comme vrais.

Tous médicaments ou purgations, laxatifs, lavements, suppositoires, etc., quels qu'ils soient ne peuvent et ne doivent être pris que sur l'ordonnance et sous la surveillance du médecin. Il y aurait grave danger à agir autrement. Les conseils, l'hygiène, les médications, etc., indiqués sur cette feuille ne constituent que des indications générales qui seront mi.[illegible] au point, complétées, approuvées, corrigées, modifiées par le médecin traitant suivant les données sérieuses et expérimentées de la science actuellement ou acquises dans l'avenir par les progrès accomplis, ce travail n'est donc pas une ordonnance. Il n'y a ordonnance que quand le médecin, après examen du malade, a daté et signé une feuille de prescriptions. Ce travail est forcément incomplet, avec des fautes et des oublis inévitables, le médecin le complétera et le corrigera à tous les points de vue ; symptômes, hygiène, régime, thérapeutique, etc. En particulier dans ce travail, les médicaments sont conseillés ou indiqués d'une façon générale il peut y avoir pour eux des erreurs, fautes, oublis toujours possibles, le médecin les corrigera les rectifiera suivant les indications et contre-indications présentes ou futures et dosages des médicaments, médications suivant l'âge : Enfants, grandes personnes, vieillards.

A conserver et à lire souvent pour connaître les signes de quelques-unes parmi les nombreuses maladies que toutes il faut soigner aussitôt et pour lesquelles il faut appeler le médecin immédiatement.

Au moindre signe d'indisposition ou de maladie faire venir le médecin aussitôt ou aller ou se faire transporter avec précaution à l'hôpital, grandes personnes ou enfants.

Chez les artério-scléreux ou personnes âgées ou personnes indiquées, dans les cas de faiblesse ou irrégularités du pouls, malaises, oppression, affaiblissements, dépression, rhumes, bronchites, affections pulmonaires, essoufflement, affaiblissements cardiaques, pulmonaires, nerveux, généraux, etc., pour soutenir le cœur, la circulation, les poumons, le système nerveux, l'état général, il est utile ou indispensable, avec la prescription conforme et autorisée et la surveillance du médecin appelé d'urgence, de faire 2, 3 ou *x* piqûres par 24 heures, chaque piqûre comprenant 2 ou 2 1/2 centimètres cubes d'huile camphrée au dixième et 2 centimètres cubes d'éther pendant le nombre de jours prescrits par le médecin. En plus toutes les autres piqûres, médications, régime, hygiène, précautions indiquées par chaque cas à faire par le médecin traitant, en respectant les contre-indications.

S'abstenir toujours de tous les alcools, liqueurs, apéritifs, vins généreux, ne pas boire plus de 1/2 litre de vin ordinaire par jour fortement coupé d'eau, l'alcoolisme est une des causes principales des maladies graves, du foie, reins, cœur, tuberculose, intestin, estomac, système nerveux, etc. S'abstenir aussi de manger des huîtres, des moules qui peuvent être très dangereuses et donner des maladies graves. Eau absolument et strictement saine et non suspecte, sinon nécessité absolue de boire de l'eau bouillie.

Surveiller toujours la quantité et la couleur des urines, si elles augmentent ou si elles diminuent, si elles deviennent troubles ou colorées, ou sanglantes, noires, rouges, purulentes, mousseuses, si on souffre de la vessie, si on urine souvent, si on a des besoins subits ou fréquents d'uriner, si on est souffrant ou malade, les porter à la consultation de l'Hôpital voisin pour analyse, et prendre une consultation, ou faire venir son médecin et analyse immédiate des urines avec recherches de laboratoire si indications sang, etc., azotémie, etc., et remplir les indications. En tous cas, analyse des urines plusieurs fois par an. Chaque analyse doit être montrée au médecin. Songer toujours à la possibilité d'états urémiques quelquefois latents, flous, larvés, même avec seulement des traces ou pas d'albumine. Etude actuelle des lésions des glandes vasculaires sanguines dans les maladies infectieuses : glandes surrénales, pancréas, hypophyse. Opothérapie surrénale, etc., etc.

Appendicite, grandes personnes et enfants

En cas de coliques, vomissements, envies de vomir, points douloureux ou sensibles dans le ventre, savoir que cela peut être une Appendicite. Avoir bien soin *de ne pas se purger*, de ne prendre, ni lavements, ni pilules, ni poudres, ni eaux, ou préparations quelconques purgatives ou laxatives, ni huile de ricin, ni suppositoires, de ne rien manger, de ne rien boire, pas même une goutte d'eau, se coucher immobile sur le dos et faire venir le médecin aussitôt ou se faire transporter aussitôt à l'Hôpital voisin, couché à plat sur le dos, sans faire aucun mouvement, sans secousses, heurts, chocs, trépidations pendant le transport et avec toutes précautions contre le froid pour éviter bronchites et toux secouant le ventre. En attendant le médecin ou le transport à l'Hôpital, placer sur le côté droit du ventre, une vessie en caoutchouc remplie de glace pilée, en interposant une ou deux épaisseurs de flanelle entre la vessie et la peau. Renouveler la glace avant qu'elle ne soit fondue, chaque heure ou heure et demie. — Si on n'a pas de glace, appliquer sur tout le côté droit du ventre de grandes compresses épaisses trempées dans l'eau aussi froide que possible, chaque minute changer les compresses et les exprimer légèrement pour ne pas mouiller le lit et refroidir le dos, jambes du malade et les remplaçant sans interruption aussitôt par d'autres trempant d'avance dans le seau d'eau glacée. Le médecin fixera les indications opératoires immédiates ou d'urgence et les indications opératoires à exécuter à froid. L'on sait qu'une appendice malade, soit chroniquement, soit après une crise, doit, sauf des cas rares ou particuliers, être enlevée, sinon, il y a grande probabilité pour que, dans l'avenir, il se produise des crises ou de nouvelles crises très graves et très souvent mortelles avec perforation. Le médecin traitant conseille sur ce point en s'entourant de tous les conseils et éclaircissements compétents puisqu'il faut tenir compte toujours des dangers et surprises inhérents à toute opération et que d'autre part, l'opération peut quelquefois être discutable ou contre-indiquée dans certains cas, par exemple dans le cas ou un tuberculeux a un mauvais appendice, si les conseils compétents décident d'enlever l'appendice il ne faut pas que le malade soit en puissance de poussée pulmonaire, il faut qu'il soit au calme de ce côté. Les femmes qui ont des règles douloureuses, maladies de matrice, des ovaires, du gros intestin, au moment où éclatent les signes qui font soupçonner l'appendicite, suivront toutes les recommandations qui viennent d'être faites, mais pour la glace elles ne la mettront sur le ventre que si le médecin appelé aussitôt et venu d'urgence l'ordonne. Pour les enfants petits ayant diarrhée, diarrhée verte, choléra infantile avec ou sans vomissements, en attendant le médecin appelé d'urgence, faire ce qui vient d'être dit ; mais au lieu de la vessie de glace, ou des compresses froides, envelopper, au contraire, jambes et corps dans ouate cardée du mercier, *non* hydrophile et taffetas chiffon et flanelle par dessus et leur donner seulement eau bouillie par petites quantités à la fois, pas de lait et voir plus loin à l'article enfants.

Si l'on souffrait de l'estomac ou de l'intestin, si l'on digère mal, si on souffre d'entérite, de constipation, de douleurs au foie ou indispositions du foie, ou teint, yeux jaunes ou que l'on ait ou ait eu de fausses digestions ou des indigestions même sans vomissements, cela pourrait être aussi de l'appendicite, il faudrait agir de même comme il vient d'être dit tout à l'heure : Dans les cas de pouls très rapide ou de mauvaise qualité, teint, yeux jaunes, faiblesse, prostration, états péritonitiques, hoquets, faciès péritonéal, que la douleur abdominale soit forte ou très faible ou nulle, coïncidence de ***pouls rapide*** ou de mauvaise qualité avec haute température et en particulier *avec basse température ou température peu élevée*, langue sèche, faciès spécial, hyperesthésie cutanée énorme, forte ou spéciale de la paroi abdominale au devant de la fosse iliaque droite (gangrène de l'appendice Kirmisson), quand il n'y a pas d'autres causes étrangères ou spéciales a cette hyperesthésie, etc., ces signes séparés ou réunis indiquent presque toujours une appendicite particulièrement grave ou une perforation de l'appendice ou péritonite. Dans ces cas, les heures sont comptées et une opération immédiate et d'urgence est la seule chance de sauver les malades, s'il n'y a pas de contre-indications à l'opération et avec l'avis conforme et affirmatif des médecins et chirurgiens. A signaler les singularités de quelques appendicites cachées sous le masque de la tuberculose avec toux quinteuse, sèche (Faisans, Walther). Les cas où la tuberculose conduit à l'appendicite chronique et ceux plus fréquents où l'appendicite chronique conduit à la tuberculose, et les cas enfin où il y a à la fois appendicite chronique et tuberculose (Sergent). Diagnostic et traitements de ces cas spéciaux à étudier dans l'article de Sergent. Nourritures défendues et dangereuses chez ceux qui ont de l'appendicite chronique c'est-à-dire un appendice malade, mais qui ne donne lieu à aucun trouble de santé apparent d'aucune sorte, à aucune douleur ou aucun trouble d'estomac ou d'intestin et donne l'illusion que l'on est en bonne santé. (Autrement c'est la crise d'appendicite pour laquelle il faut agir comme il est dit plus haut : ne rien manger, ne rien boire, ne prendre aucun laxatif ou lavement, etc., etc.), nourritures défendues et dangereuses également chez ceux qui donnent l'illusion presque toujours trompeuse d'une guérison en apparence parfaite, après une crise ancienne, (en tous cas régime, précautions, etc., prescrits strictement par le médecin) ce sont et défense de manger : Lait et tout ce qui est à base de lait ; œufs, poissons, viandes, potages gras, aliments lourds ou indigestes, tous les alcools, acides, vinaigres, graisses et les aliments acides, gras, vinaigrés par eux-mêmes ou leur préparation, sucre en excès, pâtisseries, etc., et, en outre défense absolue de se purger et usages seulement pour ces appendiculaires en apparence complètement guéris ou au calme absolu depuis un temps suffisant, en cas de constipation d'une ou deux cuillerées à café au plus d'huile de ricin, ou lavements d'huile, ou 1/2 litre de lavement simple huileux pris lentement sous faible pression, ou suppositoires à la glycérine, à l'huile de ricin (Pepet, Pacnaut). - Pour les enfants, le médecin dose exactement l'huile de ricin et la quantité minime de lavements suivant l'âge. Eviter fatigues, marches prolongées, secousses, efforts, chocs, chutes, coups, heurts, etc., froid, humidité, courants d'air, changements de température, poussières et autres recommandations utiles ou indispensables. Nécessité absolue du régime prescrit strictement par le médecin, en outre on connaît l'importance de la décalcification dans la pathogénie de la tuberculose, gare donc au traitement par les ferments lactiques très décalcifiants, quand on les donne dans l'appendicite chronique toujours susceptible de conduire à la tuberculose. D'où le conseil de Sergent de prescrire la médication recalcifiante après l'opération et aux malades que l'on aura soigné pour appendicite chronique, même non tuberculeux, pour réparer les pertes abondantes en chaux. Bien entendu la recalcification peut être contre-indiquée chez les appendiculaires âgés ou scléreux. — *Avis supplémentaire très important.* — Dès le moindre signe ou soupçon d'appendicite, se coucher, à plat sur le dos et défense absolue de tous mouvements jusqu'à permission du médecin. A signaler aussi l'appendicite à forme asthmatique.

Tuberculose, phtysie grandes personnes et enfants

S'il y a diminution ou disparition de l'appétit, diminution des forces, anémie, chlorose, fatigues, diarrhée, si on est lymphatique adénoïdien, si on a des glandes : grandes personnes ou enfants, si on maigrissait, si on souffrait d'une extinction de voie ou laryngite qui dure, si on était atteint de rhumes prolongés ou habituels ou que l'on crache depuis un certain temps. Si on crachait du sang ou des filets de sang, si on transpirait la nuit ; si on a ou a eu une pleurésie, fluxion de poitrine, bronchite, palpitations, points de côté, douleurs dans les régions ou au sommet de la poitrine et du dos, etc., mouvements de fièvre, élévation thermique fièvre en rapport avec le mouvement, la fatigue, etc., tout cela peut être de la phtisie ou de la tuberculose, penser aussi à toutes les localisations viscérales ou osseuses de la tuberculose. Ainsi les urines sanglantes, rouges, troubles, noires, purulentes, les douleurs de vessie, les envies fréquentes d'uriner peuvent être les débuts d'une tumeur, mais aussi d'une tuberculose des reins. Analyse des urines, innoculation sur cobaye, radioscopie, etc. Il faut consulter aussitôt son médecin pour qu'il ausculte et examine soigneusement et emploie tout moyen scientifique autorisé et non dangereux pour faire le diagnostic, ou aller à la consultation de l'hôpital voisin. En cas de crachements de sang, en attendant la venue du médecin, se coucher assis dans le lit, tête haute soutenue par oreillers de crin, poitrine libre peu couverte, chemise flanelle déboutonnée, sans cravate ni foulard. Ne faire aucun mouvement, ne pas parler, ne rien manger, ne rien boire, éviter de tousser; chambre dans l'obscurité sans feu, aérée, sans courants d'air; membres inférieurs sous la couverture réchauffés par bouillotte et entourés d'ouate cardée non hydrophile et taffetas chiffon, sinapismes, ventouses sèches sur les membres inférieurs, en quantité sur la poitrine en avant sans que le malade se déplace ou bouge. Ne jamais cracher à terre, cracher seulement et uniquement dans un crachoir contenant de l'eau, crachoir toujours fermé hermétiquement par un couvercle pour éviter les mouches, source de contagion. Se savonner les mains soigneusement à la brosse après et chaque fois qu'on a touché au crachoir. Pour nettoyer, jeter le contenu du crachoir dans le feu en ayant grand soin de ne pas faire tomber sur soi ou autour de soi la moindre parcelle de liquide du crachoir. Faire bouillir, pour le désinfecter, le crachoir tous les jours pendant une demi-heure dans une casserole qui ne servira pas à d'autres usages et remettre toujours de l'eau dans le crachoir. Il faut aussi faire examiner son larynx et le faire soigner si besoin par un médecin spécialiste. Dans le cas de tuberculose, phtysie, soins, surveillance continus du médecin qui doit vous voir et vous soigner régulièrement à intervalles courts et rapprochés. On signale Adrénaline comme donnant d'excellents résultats dans tous les phénomènes morbides : vomissements, sueurs, diarrhée, bronchoplégie, etc., dus à des lésions ou à un trouble de fonctionnement des glandes surrénales. Contagiosité de la sueur, d'où désinfection permanente de tous les objets souillés par la sueur (linge, literie, vêtements). Nécessité importante du lit séparé et de la chambre séparée, le malade doit coucher seul dans une chambre. Défense absolue de fumer ou de respirer la fumée de tabac aussi bien dehors que dans une chambre, wagon, local quelconque. Défense absolue de tous les alcools apéritifs, liqueurs. L'alcoolisme est une des causes principales de la tuberculose.

Prophylaxie, animaux, étables : Défense absolue de manger la viande ou de boire le lait des animaux tuberculeux ou soupçonnés de tuberculose. — En tous cas manger la viande toujours très cuite extérieurement et intérieurement et boire le lait toujours bouilli, toujours et pour tout le monde. — Nécessité absolue de la propreté des étables, de la désinfection complète, soigneuse des écuries, étables où ont vécu, où sont morts les animaux tuberculeux ou malades. En outre brûler la litière, la paille, etc., tout cela fait avec la méthode et les précautions indiquées par le médecin pour ne pas se contagionner par les poussières et le contact avec tout ce qui peut contenir le microbe; pendant que l'on fait ce travail mettre une blouse qui sera bouillie ensuite, se gargariser et se mettre de la vaseline boriquée dans le nez avant et après le travail de désinfection, se savonner soigneusement mains à la brosse, visage, barbe, moustaches, laver sabots, chaussures à l'eau de Javel après, ne pas soulever les poussières, etc., etc.

Le médecin traitant prescrira sévèrement et strictement, suivant les données sérieuses et expérimentées de la science actuellement ou acquises dans l'avenir par les progrès accomplis, toutes les mesures de prophylaxie utiles ou indispensables pour le malade, entourage, les tiers, enfants, conjoint, etc., pendant et après la maladie : Règlement hygiène et vie des enfants de tuberculeux, ainsi que du conjoint, des tiers, de l'entourage, nourrice sans tare, grand air, campagne, bonne nourriture, éviter toute contagion, ne pas coucher dans la chambre parents tuberculeux. — Défense absolue de vins pour les enfants et de tous les alcools quels qu'ils soient. Défense absolue aussi pour les grandes personnes de tous les alcools, apéritifs, liqueurs et pour elles pas plus de 1/2 litre de vin, noyé d'eau, par 24 heures. Ces prescriptions contre la contagion ou le développement futur héréditaire de la tuberculose à observer et à être prescrites par le médecin pour l'entourage, les tiers, les enfants, le conjoint du tuberculeux qui ne doivent pas mettre dans leur bouche ou sucer les différents objets, comme le font à tort les enfants et quelques grandes personnes, par habitude ou tic, ce qui peut amener contagions et infections diverses et en outre et en plus : traitements préventifs, fortifiants, de l'état général et des poumons prescrites par le médecin suivant l'âge, les indications et en respectant les contre-indications : Régime anti-décalcifiant et traitement recalcifiant Ferrier, sirop iodotannique, cocodylate, arsenic, ovo-lécithine, azotyl, etc., par la bouche, en piqûres, en respectant les contre-indications. Pas de lit et de chambre commune aux époux. — Tout tuberculeux ayant poussée ou fièvre doit cesser tous rapports conjugaux et dangers de contagion par le baiser. — Mariage seulement avec la permission de plusieurs médecins. — La tuberculeuse ne peut nourrir au sein son enfant ou des enfants. — Crachoir comme expliqué plus haut. — L'entourage du malade doit se laver fréquemment les mains, la figure, la barbe, bouche avec liquides antiseptiques, eau et savon, surtout après avoir touché le crachoir, donné des soins ou touché au malade, savonnage soigneux des mains avec la brosse fréquemment et en particulier chaque fois avant de manger, après chaque petit ou gros besoin accompli, après avoir touché ou soigné un malade, quel qu'il soit y compris le tuberculeux, et après avoir touché aux objets, ustensiles, etc., qui servent au malade, après avoir touché aux objets, meubles, etc., qui peuvent recéler les poussières ou les microbes, etc., qu'on soit bien portant ou malade, grandes personnes ou enfants : le tuberculeux lui-même agira de la même façon. — Défense de se servir des verres, tasses, couverts, cuillères, fourchettes, etc., biberons, objets de toilette du tuberculeux à moins qu'ils n'aient été bouillis. — Danger grave de contagion par crachats, salive, urine du tuberculeux par terre, sur aliments, personnes, objets, meubles, près des puits ou sources, défense au tuberculeux de projeter sa salive en parlant ou en toussant, très dangereux pour l'entourage. — Nettoyage avec précautions déjà indiquées chambre du tuberculeux hors de sa présence, la fenêtre ouverte, avec bâton et torchons humides, bouillis ensuite, et de temps en temps, plancher, murs, plafond, lavés avec antiseptique non irritant pour les bronches et ensuite aération hors de la présence du malade, pour faire disparaître humidité et vapeurs irritantes de l'antiseptique. — Après maladie, désinfection chambres, literie, linges, vêtements suivant la méthode et avec les précautions indiquées par le médecin pour ne pas se contagionner par les poussières et le toucher et le contact avec tout ce qui peut contenir le microbe, etc., pour les vêtements, linges, etc., il est préférable de les brûler et toutes autres mesures de prophylaxie, et ne jamais habiter une maison où a vécu un tuberculeux avant que toutes les parties de cette maison n'aient été désinfectées soigneusement : soufrage, lavage des murs, planchers avec antiseptiques et par les moyens indiqués par le médecin et renouveler peintures, papiers, tentures, rideaux, etc., qui seront brûlés ; il est indispensable de stériliser et de désinfecter d'abord la maison, chambres avec les rideaux, tapis, etc., pour ne pas contagionner les ouvriers ou personnes qui grattent le papier, les peintures, enlèveront les rideaux et qui ne feront ce travail qu'après complète et sérieuse désinfection de la maison et des chambres, avec tout ce qu'elles contiennent, etc., avec les précautions indiquées plus haut et par le médecin. Voir plus haut à l'article appendicite ; les singularités de quelques appendicites cachées sous le masque de la tuberculose et le lien de tuberculose à appendicite, d'appendicite à tuberculose ou la coexistence des deux. Le docteur Sergent préconise la médication récalcifiante chez les tuberculeux ou soupçonnés enclins à la tuberculose chez les décalcifiés, lymphatiques, etc., etc., chez les opérés d'appendicite et ceux qu'on aura soignés pour appendicite chronique, si le grand âge ou l'artério-sclérose n'est pas une contre-indicaiion à la récalcification de l'appendiculaire ou du tuberculeux.

Nota. — A propos de l'Adrénaline. Dans l'insuffisance

surrénale, employer plutôt, d'une façon générale, l'extrait surrénal total que l'Adrénaline. Adrénaline puissant vaso-constricteur, élève tension, favorise hémostase. En dehors de l'insuffisance surrénale et des indications spéciales, propriétés, angiotoniques de l'Adrénaline mises à profit par la bouche ou en injections dans asthénie cardio-vasculaire, collapsus, défaillance du myocarde, dilatation du cœur, état syncopal de diverses causes : Intoxication profonde, étendue des lésions, pneumo-thorax, etc. Adrénaline comme complément de la récalcification bons résultats surtout chez les enfants et sujets jeunes. Adrénaline est contre-indiquée dans l'hypertension, hémoptysie, menaces ou crachements de sang, chez les personnes menacées d'hémoptysie ou autres contre-indications qui pourraient être indiquées ; pendant l'Adrénaline, surveiller de très près la tension artérielle et l'expectoration. — Dans entérites aiguës, développement de la tuberculose par porte d'entrée intestinale ; dans entérite chronique, complication de tuberculose par déminéralisation intestinale, etc., par régimes pauvres où la ration alimentaire est inférieure aux pertes albumineuses, minérales, etc., introduire donc chez les entéritiques dans leur organisme quantité de ces matières plus fortes que d'habitude et éviter dénutrition sous prétexte de traitement. Chez le tuberculeux, base esssentielle et nécessaire en premier lieu est le bon fonctionnement régulier de l'estomac et de l'intestin une alimentation suffisante, régulière suivant indications et contre-indications. Le tuberculeux ou soupçonné de tuberculose doit cesser tout travail physique ou intellectuel, à l'abri du froid, humidité, courants d'air, changements de température, poussières, agglomérations de monde, grand soleil, grande chaleur, etc., etc.

Tumeurs, cancers

S'il se produit une grosseur ou tumeur ou tendance à grosseur ou à tumeur d'un point quelconque de l'organisme extérieur ou intérieur : paupières, angles des yeux, nez, lèvres, bouche, langue, parties, seins, estomac, ventre, etc., qui grossissent ou durcissent en un point, font mal, tumeur ou grosseur sur ou sous la peau, ulcération, croûtes, boutons, sillons, couleur rouge, violacée, anormale de ces organes régions ou d'une partie quelconque du corps ; vomissements colorés, foncés, rouges, noirs ou couleurs suie ; pertes de sang rouge ou noir, couleur suie par le fondement ; selles couleur noire ou marc de café ou avec sang rouge, glandes apparaissant aux différentes régions du corps, urines sanglantes, rouges, noires, troubles, purulentes, douleurs de vessie, envies fréquentes d'uriner (analyse, recherches de laboratoire sur les urines, sang etc.). En plus, pour les femmes : pertes abondantes, odorantes, sanguinolentes, rouillées, rosées : tache de sang sur le linge le matin ou le soir ; retour des règles, fausses apparences, illusion de retour des règles chez les femmes qui ne sont plus réglées, etc. tout cela peut être une grosseur ou tumeur dangereuse si l'on ne la soigne pas aussitôt. Des soins immédiats guérissent rapidement les tumeurs bénignes et guérissent la plupart du temps les tumeurs dangereuses quand elles sont prises et soignées au début. Il faut donc consulter aussitôt, sans tarder à l'hôpital voisin ou son médecin, et dans tous ces cas ne pas prendre ou cesser aussitôt tous médicaments pouvant contenir des iodures ou de l'iode. Les tumeurs ne deviennent cancers au sens qu'y attache le public que quand elles sont négligées et ne sont pas soignées aussitôt, dès le début ; autrement, soignées aussitôt, les tumeurs même dangereuses, ne tournent pas au cancer. Il serait à souhaiter que les femmes, surtout à partir de 35 à 40 ans, se fissent examiner intérieurement plusieurs fois par an, pour être sûres du parfait état de leurs organes internes.

Pneumonie, fluxion de poitrine, pleurésie bronchites, médications pour grandes personnes seulement

Recommandations pour les enfants ayant eu maladies des poumons

Si on est essoufflé, oppressé, si on a un point de côté, si on tousse gras ou sec, si on crache gris, jaune, vert, rouge ou couleur rouillée ou jus de pruneaux, si on a de la fièvre (mais savoir que les vieillards et personnes âgées peuvent être très gravement malades sans avoir de fièvre et que quelquefois les enfants et grandes personnes couvent une maladie grave avec une fièvre très modérée dans les premiers jours), etc., d'où nécessité de faire venir le médecin aussitôt au moindre soupçon d'indisposition, tous ces signes isolés ou réunis peuvent être ou sont les symptômes d'une fluxion de poitrine, pneumonie, pleurésie, bronchite sérieuse ou grave, menace au début d'un œdème pulmonaire. Dans tous les cas, se faire transporter aussitôt à l'hopital voisin avec toutes les précautions contre le froid ou les refroidissements et autres ou faire venir son médecin aussitôt et se coucher aussitôt assis dans le lit, et en attendant le médecin, s'il y a faiblesse, irrégularité du pouls, gène de la respiration, une personne compétente de l'entourage fera une piqûre de 2 ou 2 1/2 centimètres cube d'huile camphrée au dixième et 2 centimètres cubes d'éther en même temps. Double piqûre à renouveler, au bout d'un temps plus ou moins rapproché si les symptômes pouls et respiration durent, une fois ou plusieurs fois, si le médecin éloigné mettait un temps long avant de venir. En tous cas ventouses sèches en quantité sur poitrine, dos ; sinapisation des cuisses, jambes. Savoir qu'il est très utile ou indispensable dans tous ces cas, en dehors de ce que le médecin jugera bon de faire (injections sous-cutanées d'oxygène contre la dyspnée de causes diverses, qui paraissent n'avoir aucun inconvénient, mais comme toujours s'il n'y a pas contre-indications ou inconvénients actuels ou qui pourraient être découverts ou signalés dans l'avenir et sous la surveillance et responsabilité du médecin, inhalations d'oxygène, digitaline cristallisée, 5 gouttes par jour de la solution alcoolique *au millième* pendant 10, 15, jours sur prescription du médecin suivant indications sous la surveillance du médecin, s'il n'y a pas contre-indications ou intolérance et périodes de repos du médicament calculées pour l'élimination et la non accumulation, ou dans certains cas plus de 5 gouttes par jour, mais pendant un nombre de jours restreint avec repos pour le temps d'élimination le nombre de jours de digitaline au-dessus de 5 gouttes devant être strictement prescrits et calculés par le médecin (Huchard). Le médecin seul compétent pour prescrire et surveiller toutes médications quelles qu'elles soient, suivant indications, en respectant les contre-indications et les intolérances, connaît l'élimination lente, les effets prolongés, l'accumulation de la Digitale. Il se guidera sur ces faits pour la dose, le temps de médication et la longueur de repos de la Digitaline ou de la Digitale. Se rappeler que quand Huchard trouvait l'indication d'une dose massive, il ne la donnait qu'une seule fois, un seul jour et ne la redonnait ensuite une seule fois, un seul jour, s'il y avait indication de le faire, qu'après une période de repos et d'abstention d'au moins huit jours après la première dose — saignée si indications et pas contre-indications. Indications et contre-indications de la saignée dans chaque cas qu'il est de la plus grande importance de connaître. — Emissions sanguines vraiment héroïques dans les comas, cas urémiques, éclamptiques, saturnins, etc. Saignée indispensable à faire aussitôt et largement dans le cas d'œdème pulmonaire, voir plus bas — piqûres d'éther, — piqûres de caféine (pour la caféine s'il n'y a pas intolérance, congestion, hypertension caféinique, accumulation caféinique nuisibles) spartéine-strychinine associées et autres piqûres si indications et pas contre-indications — piqûres électrargol, collargol, sérums, sérum glycosé, opothérapie surrénale si insuffisante surrénale adrénaline quand prédominance hypotension ; extrait total quand abattement asthénique, étude actuelle les lésions des glandes vasculaires sanguines dans les maladies infectieuses : glandes surrénales, pancréas, hypophyse, etc.), d'employer sur l'ordonnance avec l'approbation et le contrôle du médecin traitant; des cataplasmes sinapisés, des ventouses sèches ou scarifiées, scarifiées si indications et pas contre-indications (le diabète est une contre-indication d'une façon générale, à moins d'indications qui priment pour ne pas faire de portes d'entrée d'infection très faciles et redoutables chez le diabétique), des piqûres d'huile camphrée au dixième en ampoules à la dose de 5 à 7 centimètres cubes par 24 heures de cette huile camphrée par exemple à la dose de 2 1/2 centimètres cubes par piqûre. Au besoin et si indications et pas contre-indications dépasser les doses de 7 centimètres cubes par 24 heures ; alcool, café, champagne. — Après guérison continuer à mettre pendant quelque temps, chaque 1 ou 2 jours, des cataplasmes sinapisés, ventouses sèches et au besoin en plus de loin en loin des ventouses scarifiées si indications et pas contre-indications pour parfaire la guérison ; et ne sortir que *tout à fait guéri* avec permission du médecin par temps très doux sans vent, sans neige, poussières, humidité, brouillards, etc., surtout l'hiver et l'automne, agir de même et ne pas sortir par mauvais temps dans les autres saisons : vent, poussières, bourrasques, froid, fraîcheur, grande chaleur, grand soleil, poussières, ou humidité, brouillard, etc., ces recommandations sont expresses, sans cela il se produit des rechutes graves. S'assurer toujours par analyse d'urine et autres observations, sang, etc., du fonctionnement, intégrité et perméabilité des reins, assurant les éliminations organiques et médicamenteuses pour éviter les dangers de rétention, ou d'accumulation médicamenteuse ou organiques. Régime déchloruré si artério-sclérose ou insuffisance rénale, albumine, quelquefois incidents par la brusque disparition des œdèmes par la déchloruration absolue quelquefois intolérance et cachexie déchlorurée après un certain temps de régime déchloruré absolu, le savoir et agir en conséquence.

Pour les vieillards, les personnes âgées ou délicates, les enfants chétifs ou délicats, ou qui auraient fait une maladie pulmonaire ou qui en conserveraient des traces et celles qui auraient déjà eu des fluxions de poitrine, pleurésie, bronchite, les sorties l'hiver et l'automne seront exceptionnelles et seulement avec permission et restrictions du médecin par temps très doux et sans vent, sans neige, brouillard, poussières, etc. Dans les autres saisons, ces personnes s'abstiendront de sortir par les temps défavorables qui viennent d'être dits et par les bourrasques, vent froid, poussières, etc.; l'été et au printemps, elles ne s'exposeront pas et ne marcheront pas au grand soleil et à la grande chaleur qui occasionnent fatigues, transpirations suivies de refroidissement; défense absolue de fumer ou de respirer la fumée du tabac. De plus les vieillards et toutes ces personnes qui viennent d'être citées plus haut qui conserveraient de la bronchite ou du catarrhe chronique après maladie ou qui auraient de la bronchite ou catarrhe chronique à l'état habituel, ou qui toussent tant soit peu, ne sortiront l'hiver et l'automne qu'avec la permission expresse du médecin et si le temps n'est pas défavorable comme il est dit plus haut. elles conserveront la chambre pendant l'hiver et l'automne à une température toujours égale de 18 à 19 degrés au plus avec aération hors de leur présence; pendant le printemps et l'été, elles ne sortiront pas par les temps défavorables cités plus haut et ne s'exposeront pas ou ne marcheront pas au grand soleil, à la grande chaleur, et quand il y aura du vent, poussières, bourrasques, froid, fraîcheur, etc. Toutes les personnes citées dans ce paragraphe : vieillards, personnes âgées ou délicates, enfants chétifs ou délicats, etc., éviteront également les courants d'air, humidité, froid, froid aux pieds, changements brusques de température, toutes les poussières, elles porteront une ceinture de flanelle autour des reins et un gilet de flanelle en toutes saisons avec approbation et prescription conforme du médecin traitant, les chambres et appartements seront chauffés à une égale température de 18 degrés et qui ne dépassera jamais 19 degrés. Les vieillards, personnes âgées, les malades, grandes personnes ou enfants, atteints d'une affection du poumon se tiendront et dormiront presque assis dans le lit, ils se serviront d'un bassin dans le lit pour les gardes-robes s'ils sont malades; à l'état habituel, ils feront usage constant d'un seau ou d'une chaise percée et n'iront jamais aux cabinets d'aisance.

Les vieillards, artério-scléreux et les personnes qui ont ou conservent de la bronchite ou du catarrhe chronique ou qui tousse tant soit peu, doivent, chaque jour ou deux jours, d'une façon habituelle, faire de la révulsion de la partie postérieure du poumon : Ventouses, cataplasmes sinapisés et douze ventouses scarifiées, de temps en temps, chaque quinze jours par exemple, suivant indications, pour les ventouses scarifiées s'il y a indications et pas contre-indications. Parmi les indications, on peut citer quelques-unes : Hypertension et toxhémie, signes de congestion; torpeur, albumine dans les urines, etc. Parmi les contre-indications, on peut citer certaines : Anémie, faiblesse, débilité, diabète à moins d'autres indications qui priment, les blessures, coupures, écorchures chez les diabétiques sont des portes d'entrée faciles pour des infections et complications redoutables, etc. Dans l'hypotension simple, non compliquée et non symptomatique, d'états particuliers ou spéciaux, les ventouses scarifiées ne sont pas nécessaires. Dans l'hypotension compliquée, symptomatique, ventouses scarifiées si indications et pas contre-indications de ces ventouses scarifiées. Ils doivent rester sous la surveillance de leur médecin, qui les visitera régulièrement et les auscultera à époques régulières et rapprochées; ce qui n'empêchera pas d'appeler le médecin aussitôt au moindre signe d'indisposition.

Dans les cas de congestions pulmonaires, pneumonies, etc., chez les grandes personnes, en dehors de la médication détaillée, signalée plus haut, et dans les cas aussi d'oppression, dyspnée, langue sèche, indiquant que l'affection pulmonaire gagne en étendue ou profondeur, en particulier chez les personnes âgées, employer en plus les ventouses scarifiées, une douzaine à la fois environ, nombre fixé par le médecin suivant indications et des enveloppements de tout le thorax avec serviette éponge trempée dans eau brûlante, recouverte de taffetas, chiffon et d'ouate cardée non hydrophile du mercier, maillot de flanelle, enveloppements conservés deux heures et renouvelés chaque deux heures ou chez les adultes non âgés, non scléreux s'il n'y a pas contre-indications ou inconvénients présents ou futurs et ne présentant pas de contre-indications, deux bains chauds par jour à 40 ou 42 degrés, de 10 minutes environ. Refroidissement de la tête pendant le bain (Lemoine). Quand le cas est bénin ou pendant la convalescence : Enveloppement simple de tout le thorax avec ouate cardée non hydrophile du mercier, taffetas chiffon, maillot de flanelle à renouveler trois ou quatre fois par vingtquatre heures.

Artério-sclérose, presclérose, apoplexie, angine de poitrine, intoxiqués alimentaires

A partir de 40 à 45 ans, à plus forte raison, si on est plus âgé, il faut toujours consulter un médecin et se faire surveiller régulièrement par lui ou aller fréquemment à la consultation de l'hôpital pour qu'on donne le traitement qui empêchera l'artério-sclérose dans l'avenir avec ses conséquences, dont l'apoplexie. Le médecin traitant fixera le traitement : (Strophantus de Catillon par cures plus ou moins longues, espacées de légers repos s'il n'y a pas mal de Bright, albuminerie, néphrite, angine de poitrine vraie ou autres contre-indications jugées par le médecin ou par cures pour ainsi dire indéfinies, sans repos et continues, seulement sur prescription et surveillance régulières du médecin s'il y a indications et pas contre-indications. — Bulletin médical 1907, page 1117 — ou 5 gouttes de la solution alcoolique au millième de digitaline cristallisée par jour pendant 10, 15, jours, par mois suivant indications sur prescription et sous la surveillance du médecin et s'il n'y a pas intolérance, quand il n'y a pas tendance aux hémorrhagies internes par fragilité vasculaire, ou quand la tension artérielle ne dépasse pas 20 au sphymo-manomètre Potain (ces deux états pathologiques étant une contre-indication à la médication digitalique) et quand il n'y a pas d'autres contre-indications. Palpitations, autres troubles peuvent être signes d'intolérance médicamenteuse et d'intolérance pour la Digitaline et le Strophantus. La cure digitaline régulière et instituée comme médicamentation de fond vient en premier lieu pour les artério-scléreux et est de tout premier ordre avec le Strophantus de Catillon, que l'on peut prescrire dans les périodes de repos digitalique suivant les indications et quand il n'y a pas contre-indications. — Théobromine — Iodure de sodium à faible dose, 0 gr. 20 par jour, par exemple, s'il n'y a pas tumeur ou grosseur ou tendance à grosseur ou à tumeur, d'une partie quelconque extérieure ou intérieur de l'organisme, pas d'hypotension, de maladies de cœur avancées ou non compensées, affaiblissement du Myocarde, menace d'asystolie, asystolie, faiblesse, dépression, ou de menaces ou tendances d'œdème pulmonaire (dyspnée, oppression, essoufflement brusques, angoisse, toux continue quinteuse, expectoration abondante ou striée de sang, rosée, saumonée) tout cela étant des contre-indications des iodures ainsi que le tabès ou la paralysie générale, la tuberculose ou soupçon, contre-indications aussi de l'iodure dans les cas de lésions pour lesquelles et autour desquelles il ne faut pas créer de foyers congestifs propices au réveil ou à la marche en avant des lésions, par exemple, dans les suites d'appendicite ou dans l'appendicite chronique, etc., ou autres hypotenseurs : gui tétranitrol, trinitrine par la bouche ou en injections, nitrite d'Amyle, etc., en particulier dans l'angine de poitrine quand il y a indications *et pas contre-indications* (hypotension, cardiopathies non compensées ou avancées, affaiblissement du Myocarde, œdème ou tendance d'œdème pulmonaire, etc., etc., et consulter les contre-indications spéciales à chaque hypotenseur en particulier) et le régime antitoxique avec abstention en particulier de bouillon, potages gras, de toutes les viandes, tous les poissons, œufs, épices, moutarde, etc. suivant indications; lacté lacto-végétarien, déchloruré ou avec très peu de sel (troubles quelquefois signalés dans la brusque disparition des œdèmes considérables par le régime déchloruré absolu. Intolérance ou tendance à la cachexie déchlorurée quelquefois, par le régime déchloruré absolu continué longtemps), pas d'alcools, d'apéritifs, liqueurs, vins, bière, thé, café et les autres indications possibles. Evitez soigneusement la constipation, le grand soleil, la grande chaleur, tous surmenages; lotion chaude, 40 degrés tous les matins et friction sèche. Marche peu rapide, modérée, dans certains cas, jamais contre le vent. Pas dormir ou sommeiller après les repas. Surveillance et analyse des urines, ventouses sèches, ventouses scarifiées, antitoxiques, chaque 15 jours à la dose de 12 aux différentes régions indiquées, ventouses scarifiées si indications et pas contre-indications, voir à la fin de l'article précédent les indications. Hypertension, toxhémie, signes de congestion, torpeur, albumine dans les urines, etc. — Contre-indications : anémie, faiblesse, débilité, diabète d'une façon générale à moins d'indications qui priment, etc., etc.; nécessité de mastiquer longtemps et soigneusement les aliments, même en purée. Eau de Montmirail 2 fois par semaine s'il n'y a pas d'appendicite quelconque, cure lactée, bouillie, écrémée absolue de 1 ou 2 jours, à époques régulières, 1 litre à 1 litre 1/4 de lait bouilli écrémé par 24 heures, par 1/2 tasse à thé chaque 2 h. 1/2 ou 3 heures, ou cure lactée, mitigée : 1 litre lait écrémé par jour, bouilli s'il n'y a pas d'appendicite quelconque, avec une ou deux panades maigres aux légumes passées, ou au besoin diète hydrique chaque x temps, quand il y a des phénomènes toxiques ou congestifs, en soutenant état général, cœur, poumons par les moyens indiqués, voir détails à ce sujet à la fin de cet article, lait ordonné s'il n'y a pas appendicite, boissons diurétiques sans excès ou trop grande abondance pour éviter dilatation d'estomac, hypertension; défense absolue de fumer et de respirer la fumée de tabac, etc. Eviter froid, changements brusques de température, courants d'air, humidité, poussières. Boire à peine pendant les repas, au contraire boire à jeun entre les repas, mais une quantité totale modérée dans les 24 heures, et peu à la fois et d'une façon espacée : 1/2 tasse à thé chaque heure et demie pour les boissons, 1/2 tasse à thé chaque 2 h. 1/2 ou 3 heures, pour le lait bouilli écrémé (quand on est au régime lacté), pour ne pas fatiguer le cœur, ne pas élever la tension sanguine et favoriser l'urination. Ceinture de flanelle aux reins et gilet de flanelle prescrit par le médecin, garde-robe quotidiennes et abondantes, tout mis au point par le médecin, etc. Le médecin traitant prescrira aux intoxiques alimentaires tout ou partie de ces traitements et recommandations et ce qu'il croira bon de conseiller. Les artério-scléreux doivent se faire appliquer, chaque quinze jours, une douzaine de ventouses scarifiées d'une façon habituelle si indications et pas contre indications, voir à la fin de l'article précédent. Analyse d'urines, du sang, etc, azotémie etc., vérification, intégrité, perméabilité rénale et l'absence de dangers d'accumulation médicamenteuse. Régime déchloruré et antitoxique si artério-sclérose ou insuffisance rénale, albumine, si azotémie etc., remplir les indications. Pour toutes les personnes âgées, adultes ou enfants, songer toujours à la possibilté d'états d'urémie quelquefois latents, flous, larvés, même s'il n'y a pas, ou s'il n'y a que de faibles traces d'albumine dans les urines et à la possibilité ou menaces des comas de différentes causes. Songer aussi à l'angine de poitrine et aux menaces d'angine de poitrine, menaces d'apoplexie ou apoplexies, hémorragies cérébrales, dont les débuts d'accès doivent être soignés d'urgence par le médecin venu aussitôt au moindre signe d'indisposition, et la médication, régime antitoxique sans potages gras, viandes, œufs, poissons, sel, etc, suivant indications, régime lacté, lacto-végétarien, déchloruré, etc., laxatifs purgatifs s'il n'y a pas de contre-indications ou d'appendicite, lavements souvent s'il n'y a pas d'appendicite, de même régime lacté s'il n'y a pas d'appendicite, purgatifs non irritants, non trop fort, (régler nombre d'heures de sommeil, défense de fumer ou respirer fumée de tabac, etc.) institués sévèrement et prescrits minutieusement entre les accès par lui. Le médecin indiquera aussi au malade et à l'entourage ce qu'il faut faire en attendant qu'il soit venu d'urgence dans les cas de crises ou menaces de crises d'angine de poitrine, congestions cérébrales, apoplexie. — Angine de poitrine, en attendant la venue du médecin, faire ce qui suit : Malade s'arrête aussitôt, s'asseoit, aucun effort; aussitôt il respire sur mouchoir 4 à 6 gouttes de nitrite d'amyle (petits tubes que le malade a toujours sur lui), recommencer cette inhalation, si accès ne cesse pas ou a tendance à durer, quelques instants après, et dans ce cas en outre prendre dans un peu d'eau 2 gouttes de solution alcoolique de Trinitrine au centième et reprendre 2 gouttes, si besoin est, un certain temps après les deux premières, marteau trempé dans l'eau bouillante (ne pas brûler le malade) appliqué sur la région du cœur et compresses brûlantes en permanence sur la région du cœur; frictions excitantes sur la poitrine, les membres, marteau de Mayor. Si les accès ne cessent pas ou s'il y a état syncopale, une personne compétente de l'entourage fait des piqûres d'éther 2 centimètres cubes à la fois, renouvelées à plusieurs reprises suivant l'état du malade. Interdiction absolue et pour toujours de fumer ou de respirer n'importe où la fumée de tabac, interdiction de rapports ou excitations sexuelles.

Congestions cérébrales, apoplexie, en attendant la venue du médecin faire ce qui suit : Malade dévêtu, ne doit faire aucun effort, couché tête élevée par oreillers, poitrine peu couverte. Chambre aérée, pas plus de 16 degrés en hiver, rafraîchir de toutes façons en été. En même temps et le plus vite possible, lui donner un ou plusieurs bains de pieds sinapisés tièdes dans le lit, sans qu'il bouge ou fasse d'efforts, applications répétées de sinapismes Rigollot aux cuisses et aux mollets. Si le malade a sa connaissance et avale facilement, un purgatif de 20 grammes environ d'eau-de-vie allemande mélangée à 20 grammes de sirop de Nerprun (ce purgatif à prendre chez le pharmacien), s'il n'y a pas d'appendicite quelconque. Si le malade n'a pas sa connaissance et n'avale pas facilement, lui donner un lavement purgatif du Codex et un second aussitôt ou 1/2 heure après, s'il n'y a pas d'appendicite quelconque. — Vessie de glace sur la tête, suspendue à un cercle de bois pour éviter la gêne du poids sur la tête, renouveler soigneusement la glace avant qu'elle ne soit fondue, application de glace à continuer tant que les phénomènes congestifs durent au moins pendant plusieurs jours, de même pour la sinapisation et les purgatifs, lavements purgatifs, huileux ou glycérinés s'il n'y a pas d'appendicite quelconque. Si on n'a pas de glace, compresses humides, aussi froides que possible sur la tête en permanence, renouvelées chaque minute sans interruption par d'autres toutes prêtes dans le seaud 'eau glacée, les exprimer suffisamment pour ne pas mouiller le lit et refroidir le dos, la poitrine du malade. — Après sinapisation, entourer les membres d'ouate cardée non hydrophile et taffetas chiffon et flanelle, et de bouillottes d'eau chaude, avoir grand soin de ne pas brûler le malade, souvent insensible. — Le malade ne mangera rien et ne boira rien jusqu'à l'arrivée du médecin. — Si besoin, après les lavements purgatifs donnés plus haut, on donnera un ou plusieurs lavements huileux ou glycérinés, car il faut obtenir non seulement des selles, mais de la diarrhée, s'il n'y a pas d'appendicite quelconque, s'il y a faiblesse, irrégularités du pouls, gêne de la respiration, faiblesse, malade faible, etc., une personne compétente de l'entourage fera des injections d'huile camphrée au dixième, 2 centimètres cubes et d'éther, 2 centimètres cubes par piqûre, doubles piqûres répétées plusieurs fois à intervalles plus ou moins rapprochés suivant l'état du pouls et de la respiration. Quand l'apoplexie ou états analogues sont causés par l'albuminurie, urémie, faire seulement injections d'éther répétées à plusieurs reprises, à intervalles plus ou moins rapprochés chaque heure ou 2 heures suivant état pouls, respiration et éther par la bouche, en attendant le médecin ; injections d'huile camphrée seulement faites par le médecin ou sur son ordre, donné d'avance en prévision de ces accidents.— A son arrivée le médecin fera le nécessaire, toutes médications indiquées et prescrira le régime, traitements, etc., dans la suite. Préventivement, suivant indications chez les personnes ayant de l'hypertension, grosses, fortes, figure congestionnée, face vultueuse, sujettes aux embarras de la parole, aux vertiges, maux de tête, pouls vibrant, etc., cures de régime de bouillon de légumes sans sel ou très peu salé ou d'eau pure, sans aucune nourriture et purgations répétées pendant plusieurs jours de suite s'il n'y a pas d'appendicite quelconque, suivant indications, chaque x temps, et le médecin se mettant à l'abri de tous fléchissements posbles, pendant cette diète hydrique, de l'état général, du poumon, du cœur, du système circulatoire ou nerveux par les moyens indiqués et ventouses scarifiées suivant indications, iodure de sodium à faible dose, suivant indications et si pas contre-indications, piqûres éther, huile camphrée au dixième, si pas contre-indications, caféine (pour la caféine s'il n'y a pas intolérance ou de contre-indications : hypertension, congestion caféinique, reins insuffisants, etc., de même s'il n'y a pas contre-indications pour les autres piqûres); si indications comme soutien cœur, poumons, bulbe, cerveau pendant cette déplétion et cette dépuration de l'organisme et du système circulatoire.

Diabète

Toute personne ayant du sucre dans les urines doit voir régulièrement son médecin et rester sous sa surveillance constante; elle doit, à la moindre chose anormale, le voir ou le faire venir aussitôt. En particulier, les douleurs ou barres de l''estomac ou du ventre, l'essoufflement, l'oppression, la fatigue, les troubles oculaires, nerveux, etc., peuvent et sont très souvent les signes d'accidents prochains, très sérieux ou très graves qui seront évités par des injections abondantes et répétées intraveineuses de bicarbonate de soude suivant indications et si pas contre-indications, auxquelles on adjoint le bicarbonate de soude par la bouche, etc., etc, ce qui n'empêche pas la cure alcaline par la bouche d'être prescrite à l'état habituel et normal par le médecin traitant, suivant indications et les autres médications et prescriptions indiquées pendant les crises aiguës, menaces, coma, etc., et à l'état habituel, défense absolue de fumer et de respirer la fumée de tabac. Danger des blessures, sections de la peau, écorchures chez les diabétiques, etc., etc.

Enfants

Tous enfants et particulièrement les bébés et enfants très jeunes qui présentent la moindre chose d'anormal : Toux, rhumes, douleurs, vomissements, diarrhées, cris anormaux, refus de nourriture, insomnie, troubles nerveux, fatigue, etc., fièvre même si le thermomètre indique qu'elle est très faible, doivent être couchés ou gardés à la chambre isolés et séparés complètement des autres enfants et grandes personnes inutiles pour éviter les contagions en évitant absolument toute sortie dehors et le médecin appelé aussitôt. En effet, la mortalité des enfants et surtout des petits, est causée principalement par les affections pulmonaires : bronchites, bronchite capillaire, fluxion de poitrine, pneumonie et par la diarrhée verte, en outre aussi par le croup, appendicite, rougeole, scarlatine, états infectieux, coqueluches, méningites, etc. — Pour les affections pulmonaires, il est de toute nécessité que l'enfant, au moindre signe indiquant qu'il n'est pas dans son état habituel, à la moindre toux, etc., soit gardé à la chambre isolé et séparé et le médecin appelé aussitôt, sans cela un simple rhume se change en fluxion de poitrine ou pneumonie. En attendant le médecin, faire en outre ce qui suit pour les enfants qui toussent, sont enrhumés, ont de la bronchite; vaseline boriquée dans le nez, gargarismes au jus de citron, cataplasmes sinapisés matin et soir sur le dos jusqu'à rougeur de la peau ou douleur qui indique de les enlever en ayant grand soin de ne pas brûler la peau; envelopper les jambes et le corps dans ouate cardée non hydrophile du mercier, taffetas chiffon par dessus et maillot de flanelle et bande de flanelle, à renouveler soir et matin; ébullition feuilles d'eucalyptus dans l'eau dans la chambre ; asseoir l'enfant dans le lit. Pas de froid, température 18 degrés dans la chambre, pas de courants d'air, de poussière. Lait bouilli, bouillon de légumes, jus de fruits cuits. La médication sera prescrite aussitôt par le médecin traitant : antisepsie du nez et de la gorge, potion digitaline cristallisée, solution alcoolique *au millième* (pour la Digitaline cristallisée, solution alcoolique *au millième*, Legendre Marfan disent abstention jusqu'à 5 ans, seulement au-dessus de 5 ans. D'autres disent, on peut commencer à la donner à partir de au-dessus de 1 an en donnant 1/2 ou 1 goutte de la solution au millième par 24 heures, mais préférer pour enfants si jeunes huile camphrée dosée suivant l'âge), et solution d'adrénaline *au millième*, à *x* gouttes par jour suivant l'âge ou extrait total de la glande suivant indications, voir plus haut, quand il y a, et il y a fréquemment de l'insuffisance surrénale dans ces cas et dans toutes les maladies infectieuses, contagieuses, microbiennes, bains tièdes ou chauds chaque trois heures ou une heure et demie, sinapisés ou non avec en permanence dans l'intervalle enveloppements humides à 30 degrés ou 25 à 18 degrés, recouverts de taffetas chiffon et d'ouate cardée non hydrophile et maillots de flanelle suivant âge, température, résistance, états pulmonaire, cardiaque, etc.; matin et soir, cataplasmes sinapisés avec de la farine de moutarde directement sur la peau si pas dangers de brûlures vu l'âge, le degré de résistance, l'état de la peau, etc., ou enveloppements humides sinapisés du thorax avec serviette éponge trempée dans mélange eau tiède 1 litre et sachet malaxé contenant 300 à 400 grammes de farine de moutarde laissé 20 minutes environ, recouverte de taffetas chiffon, bien entendu, la teneur en moutarde, force durée, d'application de ces deux modes de sinapisation calculées pour obtenir le maximum d'effets utiles sans brûlures ou accidents de la peau, suivant l'âge et l'état des enfants. — Dans les cas très graves, collapsus, etc., on obtient de véritables résurrections avec l'enveloppement, pendant 4 à 5 minutes de tout le corps dans drap trempé dans eau 1 litre, farine de moutarde 500 grammes; protéger soigneusement toute la tête avec une couverture. Huile camphrée au dixième, plusieurs injections par jour dosées suivant l'âge, indiquées comme toni-cardiaque, pulmonaire nerveux, injections de caféine, etc., d'électrargol, collargol, ventouses sèches, bottes d'ouate cardée non hydrophile du mercier recouvertes de taffetas chiffon. Régime de boissons, d'alimentation, aération prudente, ébullition de feuilles d'eucalyptus, piqûres de sérum, éther, injections d'éther suivant indications, dosées suivant l'âge et les différents cas, emploi de l'oxygène, café, champagne. Position assise dans le lit et pour les tout petits les tenir longtemps plusieurs fois par jour sur le bras verticalement pour aider la circulation pulmonaire, le médecin traitant conseille et fixe sur ce point suivant la fatigue de l'enfant. Température de 18 à 19 degrés au plus dans la chambre, en évitant soigneusement froid : froid aux pieds, changements brusques de température, courants d'air, poussières, etc. Dans cas bénin, convalescence; enveloppement ouaté, cardé non hydrophile du tronc, taffetas chiffon, maillot flanelle. — La mortalité infantile est causée en second lieu principalement par la diarrhée verte, le choléra infantile, surtout chez les tout petits, donc nourrir toujours un enfant au sein, à moins d'impossibilité absolue ou de maladies de la mère l'interdisant. Dans ces cas donner une nourrice bonne et saine. Savonnage des mains de la nourrice et lavage du mamelon de la nourrice avant chaque tétée et après avec eau bouillie et linge bouilli laissé en permanence trempé dans l'eau bouillie d'où on le prend au moment de s'en servir. Se servir d'un nouveau carré de linge bouilli pour chaque nouvelle toilette du mamelon avant chaque tétée. Le nombre, la durée, la quantité des tétées réglés soigneusement par le médecin suivant âge, état de santé, etc...

Si on fait l'alimentation mixte sein et lait bouilli, ou ce qui est le plus mauvais l'alimentation artificielle seule au lait bouilli, il faut que le flacon biberon et la tétine soient bouillis dans l'eau pendant une demi-heure tous les jours et laissés trempés et immergés continuellement dans l'eau bouillie, ne les retirer que pour le moment de la tétée, rincer à l'eau bouillie après la tétée, s'étant toujours savonné soigneusement les mains avant de toucher au biberon et à la tétine et les remettre ensuite dans l'eau bouillie. La ration de lait quotidienne sera bouillie au moins pendant 5 minutes d'ébullition et plus tous les jours et conservée *dans un endroit frais* dans la casserole dans laquelle le lait aura bouilli, casserole munie d'un couvercle fermant hermétiquement et empêchant absolument l'entrée des poussières ou des mouches. Le moment de la tétée venu, verser de la casserole dans le flacon biberon la quantité de lait bouilli voulue avec les précautions et comme il a été expliqué quelques lignes plus haut, bien entendu, l'autre casserole contenant le flacon biberon et la tétine immergés dans l'eau bouillie sera également munie d'un couvercle fermant hermétiquement. Coupage du lait avec eau bouillie sucrée à 10 pour cent, coupage fait en ajoutant l'eau sucrée à la ration de lait quotidienne et le tout bouilli ensemble, plus simple ainsi. Coupage plus ou moins faible suivant les âges, l'état de santé, la bonté de l'estomac. En outre le lait sera bouilli ou stérilisé aussitôt que possible après qu'il est trait. Un lait qui tourne ou caille au moment où on le fait bouillir, ou stériliser, ou qui tourne ou caille ensuite même quand il a été bouilli ou stérilisé, ne doit pas être donné à l'enfant. C'est un lait qui était déjà altéré par la chaleur ou autrement avant l'ébullition ou la stérilisation et qui est dès lors dangereux. Le jeter et refaire bouillir ou stériliser un autre lait plus sûr, plus frais, etc., qui ne sera donné qu'exempt de ces inconvénients et dangers. — S'il y a indications, suivant les cas, de laits stérilisés ou autres poudres de lait, le médecin décidera suivant les cas et indications.

Le médecin traitant doit toujours être consulté sur tous les détails de l'alimentation des enfants, grands et petits. Les tétées seront réglées comme nombre, durée, quantité et espacées suivant l'âge, l'état de santé des enfants, et suivant les règles établies. Si, sous une influence quelconque ou indisposition, l'enfant est tourmenté par la soif, le rafraîchir par adjonction d'eau bouillie. Le médecin fixera l'époque et la modalité du sevrage; lent, prudent et pas à l'époque des chaleurs. Allaitement au sein ou mixte ou artificiel dont la durée sera fixée par le médecin suivant les indications, les règles établies, l'état spécial de chaque enfant selon les règles de prudence établis pour le sevrage, époques des chaleurs, état général, intestinal, anaphylaxie, etc. — A propos, mesure, prudence pour les farines alimentaires du sevrage et dans la suite, qui fermentent souvent. Constatation de la santé de l'enfant et de la croissance régulière par la balance, le poids pris régulièrement, l'état général, intestinal; et par d'autres constatations pour lesquelles l'interprétation du médecin est nécessaire. — L'enfant qui se porte le mieux n'est pas celui que l'on pousse, qui engraisse beaucoup, qu'on rend fort, toujours plus fort, celui qui mange le plus. C'est l'enfant qui mange le mieux, suivant la meilleure méthode et discipline — c'est une cause de graves dangers que l'alimentation non parfaite et non réglée par le médecin de tous les enfants à tous les âges et principalement des petits; alimentation d'enfants de 1 à 2 ans doit être surveillée presqu'autant que celle d'enfants de 1 jour à 1 an.

Analyse d'urines, vérification, intégrité, perméabilité, bon fonctionnement des reins et de l'absence de dangers d'accumulation médicamenteux ou de déchets organiques. Régime déchloruré suivant indications avec la graduation utile sur prescription et sous la surveillance du médecin et régimes antitoxiques si insuffisance rénale, albumine.

Pour les enfants ayant diarrhée, diarrhée verte, choléra infantile avec ou sans vomissements, en attendant l'arrivée du médecin appelé d'urgence, les tenir au lit sans faire aucun mouvement; leur envelopper jambes et corps dans ouate cardée non hydrophile du mercier, taffetas chiffon, bandes de flanelle et leur donner seulement eau bouillie par petites quantités à la fois, pas de lait. Ne pas confondre diarrhée, diarrhée verte, choléra infantile avec crise d'appendicite commençante. Pour l'appendicite lire plus haut à cet article la conduite à tenir. Dans les diarrhées, diarrhées vertes, choléra infantile, songer toujours à instituer la médicamentation basale héroïque et qui sauve les enfants : la diète hydrique, eau pure bouillie (bouillie d'avance, pour laisser la réaération se faire, dans casserole propre fermée hermétiquement par couvercle) sans aucune nourriture pendant le temps indiqué par le médecin et sous sa surveillance continue et constante. Diète hydrique qui doit être prescrite pendant le temps nécessaire, mais sans dépasser la limite de résistance des enfants, surtout très petits et affaiblis, limite d'inanition au delà de laquelle il y a danger. Le médecin observera à ce point de vue les règles établies par les cliniciens et l'expérience, en tenant compte de l'âge, de l'état particulier de chaque enfant, de son degré de résistance pour fixer la durée de la diète hydrique d'une façon suffisante, utile, sans dépasser la limite au delà de laquelle elle devient dangereuse. On se rappellera la difficulté de la reprise du lait après la diète hydrique et la nécessité d'avoir souvent recours à un régime de transition : Bouillon de légumes, babeurre, laits fermetés, kéfir, laits bulgares (Legendre, Méry, Comby), et consulter ces auteurs sur la gamme de reprise du lait et sur les différentes façons de se comporter suivant les cas et voir plus bas. Nécessité absolue de tout cela pour avoir bons résultats et éviter issues fatales.

Faire en outre les médications indiquées et remplir toutes les indications : Piqûres sérum, huile camphrée, éther, caféine, dosées suivant l'âge, cas, indications, etc., lavements, irrigations chaudes, réchauffement ventre et corps avec enveloppements d'ouate cardée non hydrophile, taffetas chiffon, bains chauds sinapisés, calomel, lavages estomac, lavements abondants et antiseptiques s'il n'y a pas d'appendicite. Benzonaphtol, salicylate de Bismuth, acide lactique, collargol, ferments lactiques sélectionnés, frictions membres et corps à l'alcool, au liniment de Rosen. Alternance bains, sinapisés chauds avec lotions d'eau alcoolisée froide ou chaude suivant les cas et les indications que l'on fait suivre d'enveloppements dans des langes chauds. Abstention de tout médicament stupéfiant. En cas d'anurie, insister sur lavements et injections sous-cutanées ou intraveineuses de sérum artificiel comme dans le choléra vrai. — Songer et prévoir toutes les complications possibles, et remplir toutes les indications si ces complications se produisent. Bronchite, broncho-pneumonie, érythème, albuminerie,. abcès, entérite chronique, péritonite, thrombose des sinus, hydrocéphaloïde, convulsions, kérato-conjonctivite.

Pour la diète hydrique, on peut employer l'eau bouillie pure réaérée, l'eau de Vals pure, l'eau bouillie albumineuse, eau bouillie glacée additionnée d'un peu de café, champagne, eau-de-vie, selon indications le tout très froid par petites quantités à la fois et ne reprendre l'alimentation par le lait qu'après avoir institué un régime de transition comme il est dit plus haut avec reprise du lait prudente, progressive, une fois les accidents digestifs disparus, en substituant un biberon de lait à un biberon de bouillon de légumes et si l'amélioration persiste, donner chaque jour un biberon de lait en plus à la place d'un biberon de bouillon de légumes. Dans les premiers jours de la reprise du lait, on pourra couper celui-ci d'un tiers ou d'une moitié de bouillon de légumes, surtout si les accidents digestifs ont été intenses ou rebelles. — Dans la diète hydrique, remplacer autant que possible la quantité de lait qu'on ne donne pas, par une quantité d'eau à peu près équivalente. Pour le bouillon de légumes, les quantités par jour et par biberon seront égales aux quantités de lait que prendrait l'enfant suivant son âge et son poids. Comme pour le lait, l'eau, le biberon et tétine, la provision de bouillon de légume doit être renouvelée tous les jours et conservée au frais dans son récipient muni d'un couvercle fermant hermétiquement. Ne pas oublier d'ajouter du sel, 5 grammes par litre dans la confection du bouillon de légumes.

Réhydratation : Pour les injections de sérum artificiel, injections de 10, 15, 20 centimètres cubes chez les nourrissons suivant l'âge, renouvelées 4 ou 5 fois dans la journée. — Pour les lavages ou lavements abondants, avec eau bouillie dans laquelle on met quantité d'eau de chaux indiquée.

Soutenir et tonifier l'enfant par les différents moyens suivants indications, etc., etc. Nécessité d'appeler le médecin aussitôt dans tout cas de diarrhées. A signaler que le Dr Lesage, des hôpitaux de Paris, aurait injecté avec succès dans les cas graves de choléra infantile, le sérum du sang paternel ou maternel : 1 ou 2 injections de sérum de 20, 40, 100 c. cubes, plus il y en a, mieux cela vaut, le sang étant pris par saignée ou ventouse scarifiées, tout fait aseptiquement, le fournisseur de sang ne devant pas avoir de tares : Syphilis, cancer, tuberculose, états ou convalescence de maladies ou états infectieux, etc. En un mot, le fournisseur doit être absolument sain, sans dangers de contamination quelconques à l'enfant par son sérum. Il est entendu qu'au moindre signe indiquant ou faisant soupçonner que les enfants ne sont pas dans leur état normal, on appelle le médecin aussitôt, même s'il n'y a pas de fièvre.

Hygiène générale de l'enfant prescrit par le médecin à l'état de bonne santé ou de maladie. Propreté méticuleuse de l'enfant qui sera baigné et lavé à l'eau tiède des pieds à la tête chaque jour, en évitant soigneusement qu'il avale de l'eau des lavages ou bains, — vêtements très propres, linges changés plusieurs fois par jour. Leur éviter les changements brusques de température, surtout quand on les déshabille ou change de linge, le froid, l'humidité, les courants d'air, les poussières. Dès le moindre malaise, les tenir à la maison, au besoin au lit, isolés et appeler le médecin aussitôt etc...

Défense absolue de leur laisser mettre dans la bouche ou sucer des différents objets. Danger d'avaler ou de contagions diverses.

Hygiène de la nourrice prescrit par le médecin. Propreté des mains, toilette des seins, mamelon avant et après chaque tétée comme dit plus haut. Alimentation saine et hygiénique. Pas de constipation. Surveillance du tube digestif au moment des règles.

Thermomètre, fièvre

En cas de soupçon de maladies ou d'indispositions pour les grandes personnes et pour les enfants en particulier, prendre la température avec le thermomètre introduit dans le fondement. Avoir soin qu'il ne puisse se casser pour éviter les accidents. Si le thermomètre marque 37 degrés et demi ou plus ou 36 degrés et demi ou moins ou au moindre signe d'indisposition, faire venir le médecin aussitôt. Savoir que les personnes âgées ou adultes peuvent être malades et très sérieusement malades sans avoir de fièvre ; pour elles, appeler le médecin aussitôt dès qu'un signe quelconque fait soupçonner qu'elles ne sont pas dans leur état habituel, agir de même pour les enfants.

Avarie

L'avarie doit être soignée énergiquement, régulièrement, longtemps, sous la surveillance et les soins réguliers et suivis du médecin qui donnera tous conseils pour éviter les contagions possibles de l'entourage. L'avarie interdit absolument et complètement l'usage du tabac, de tous les alcools, liqueurs, apéritifs, vins d'extra, seulement très peu de vin noyé d'eau aux repas, interdit le thé, le café, les épices, tous condiments irritants. Eviter soigneusement tous les surmenages ou fatigues physiques quels qu'ils soient et surmenages de travail, fatigues intellectuelles, morales, les tristesses, secousses morales, etc., pas de froid, changements brusques de température, pas de froid humide, faire soigner la bouche par un dentiste et extraire toute dent vulnérante. Surveiller attentivement la langue. Si elle durcissait ou augmentait de volume en totalité ou en partie, si elle prenait une couleur anormale, si elle était atteinte de saillies, boutons, ulcération, de sillons anormaux qui frappent facilement l'attention, s'il y avait des glandes à l'angle de la mâchoire, si cette langue présentait une couleur rouge vernissée où sensation visuelle de saillies avec sillons, si elle était peu ou beaucoup douloureuse, si sa souplesse ou ses mouvements diminuaient si peu que ce soit, ou donnaient une sensation cartonnée, si elle présentait la moindre chose anormale, on consulterait aussitôt et sans tarder un médecin. Il y aurait urgence immédiate à des soins rapides. Propreté, hygiène de la peau. Analyse des urines répétées assurant de l'élimination médicamenteuse et de l'absence d'albuminerie spécifique ou autre.

Dangers graves de contagion par rapports, baisers, salives, (donc abstention) par cuillers, fourchettes, verres, objets de toilette, etc., donc défense à l'entourage de s'en servir et les faire bouillir après usage, danger aussi par pipes, cigares, cigarettes, etc., éviter toute distraction à ce sujet, etc., etc. L'avarie prédispose à la tuberculose. Souvent avarie et tuberculose en même temps. Y songer pour reconnaître ces états, les soigner, les prévoir, les empêcher par les soins indiqués.

Œdème pulmonaire de différentes causes

Empoisonnements champignons, iode, alcool, venin des serpents, etc...

En cas de menaces ou d'œdème pulmonaire (Dyspnée, oppression, essoufflement brusques, angoisse, toux continue quinteuse, expectoration abondante, rosée, saumonée apparaissant très rapidement), il faut le médecin aussitôt et de toute urgence. Traitement : saignée immédiate, abondante de toute urgence avec en plus saignées locales, ventouses scarifiées sur la région thoracique, du foie, des reins; application répétées de ventouses sèches dont on couvre le thorax, le tronc, les membres. Révulsion sur la région précordiale avec compresses brûlantes ou le marteau de Mayor. Prise abondante d'éther par la bouche. Injections de caféine, d'huile camphrée au dixième à doses suffisantes et utiles d'éther, de strychnine, de sérum artificiel. Injection sous-cutanées d'oxygène contre la dyspnée, qui paraissent sans inconvénients, mais comme toujours s'il n'y a pas contre-indicationsou inconvénientsactuels oudécouvertsousignalés dans l'avenir et sous la surveillance et la responsabilité du médecin. Boissons stimulantes, champagne. Régime lacté écrémé bouilli absolu, théobromine, purgations, lavage gros intestin s'il n'y a pas d'appendicite. Abstention absolue de morphine, d'atropine, d'iodures, de médicaments hypotenseurs, défense absolue de fumer ou de respirer la fumée de tabac.

En attendant le médecin, l'entourage fait le traitement suivant au malade : Inhalation d'éther, prise abondante d'éther par la bouche dans de l'eau sucrée (1/2 cuillerée à café d'éther dans l'eau sucrée, dose que l'on redonnera d'une façon rapprochée aussi souvent que l'état du malade l'exige, éther versé dans l'eau sucrée immédiatement avant de faire avaler pour éviter l'évaporation très rapide) applications continues de compresses, brûlantes ou d'un marteau trempé dans l'eau bouillante au niveau de la région du cœur, en ayant soin de ne pas brûler le malade, en outre, une personne compétente de l'entourage fait une piqûre de 2 1/2 centimètres cubes d'huile camphrée au dixième et de 2 centimètres cubes d'éther en même temps. Double piqûre à renouveler à intervalles plus ou moins rapprochés, une ou plusieurs fois, suivant l'état du malade, si le médecin éloigné mettait un temps long avant de venir, si la faiblesse, l'irrégularité du pouls, l'étouffement, la gêne respiratoire, etc., indiquent l'utilité ou la nécessité absolue de renouveler à plusieurs reprises cette double piqûre. En outre la personne compétente en attendant l'arrivée du médecin appliquera sur l'étendue du dos, des reins et sur le foie 30, 40, 50 ventouses scarifiées et en plus ventouses sèches en quantité comme il est dit un peu plus haut.

En outre, quand la cause de l'œdème pulmonaire est l'intoxication aiguë par l'alcool, intoxication par l'iode, les champignons vénéneux, on fera usage de vomitifs, lavages d'estomac. En attendant le médecin, l'entourage du malade lui fera la médication contre l'œdème pulmonaire, causée par l'iode, l'alcool, les champignons ou le venin des serpents, comme il vient d'être dit auparavant, et en outre, la médication propre à chaque empoisonnement comme il va être dit. Si ces empoisonnements ne causent pas d'œdème pulmonaire, traiter chacun d'eux comme il suit. Pour l'alcool, en attendant le médecin : faire vomire le malade, vomitifs ou lavages d'estomac, si le malade est insensible, flagellations à la serviette mouillée, le pincer, le frictionner, le flageller ; lui donner une tasse de café chaud et fort additionné de 15 gouttes d'ammoniaque, douches froides et chaudes alternées, inhalations d'ammoniaque et s'il y a faiblesse, irrégularité du pouls, gêne de la respiration piqûres d'huile camphrée au dixième et d'éther ensemble, à renouveler si besoin, par personne compétente. Pour l'iode en attendant le médecin, faire vomir le malade, ou lavages d'estomac, lui donner de l'eau mélangée à des blancs d'œufs crus en quantité, des piqûres huile camphrée au dixième, d'éther si faiblesse, irrégularité du pouls, gêne de la respiration à renouveler suivant besoins, par personne compétente, etc. Pour l'empoisonnement par les champignons, en attendant le médecin, faire ce qui est dit plus bas : faire vomir le malade, vomitifs ou lavages d'estomac, charbon finement pilé, eau-de-vie, chaleur, cataplasmes, éther, injections d'éther, le faire vomir aussitôt, injections d'éther par personne compétente et y ajouter, en outre, piqûres d'huile camphrée au dixième, si gêne de la respiration, irrégularité et faiblesse du pouls, à renouveler suivant besoin, etc., 5 à 15 grammes d'acétate d'ammoniaque (solution officinale au 1/5) dans café à prendre en 2 fois en 1/4 d'heure d'intervalle — huile de ricin 30 grammes, dose pour grande personne, cette grosse dose s'il n'y a pas d'appendicite. — Dans l'empoisonnement par piqûre des serpents, faire, en attendant la venue du médecin, ce qui est indiqué plus bas, et piqûres d'huile camphrée au dixième, d'éther, par personne compétente de l'entourage, si irrégularité du pouls, faiblesse du pouls, gène respiratoire, dans tous ces cas piqûres d'éther et d'huile camphrée au dixième à renouveler si besoin et suivant l'état du pouls et de la respiration. On établira la médication indiquée de chaque intoxication en harmonie et concordance avec la médication indiquée pour l'œdème pulmonaire, que ces intoxications ont produites, toujours suivant les indications ou contre-indications. De même pour les piqûres de serpents venimeux, piqûres qui sont aussi une cause d'œdème pulmonaire.

Contre l'empoisonnement proprement dit par les champignons, on indique : avaler avec quelques gorgées d'eau charbon de bois pilé très finement en quantité, remède facile, excellent à faire aussitôt, faire vomir le malade, vomitifs ou lavages d'estomac, stimulants, éther par la bouche et en injections, huile camphrée au dixième, eau de-vie, champagne, acétate d'ammoniaque, chaleur aux extrémités, cataplasmes sur le ventre, huile de ricin, 30 grammes pour une grande personne, cette grosse dose s'il n'y a pas d'appendicite. Gilbert et Yvon indiquent en outre l'antidote : une injection de sulfate d'atropine, répétée au bout de — *x* — temps s'il est nécessaire. Mais on a vu plus haut qu'on doit absolument s'abstenir de donner de l'atropine dans l'œdème pulmonaire, dans les cas donc d'un empoisonnement par les champignons compliqué d'œdème pulmonaire, le médecin jugera, au mieux des intérêts du malade de la conduite à tenir à ce sujet et de l'indication la plus urgente, la plus logique, la plus sage pour sauver la vie du malade, il tiendra compte de la perméabilité rénale, s'il urine, régime diurétique, etc., etc.

Contre l'empoisonnement proprement dit par le venin des serpents : sérum antivenimeux en injection, ligature le plus près possible de la morsure entre celle-ci et la racine du membre, faire saigner la plaie, la laver largement, si possible avec soluté de chlorure de chaux, cautériser la plaie, stimulants du cœur, du poumon suivant indications, piqûres huile camphrée au dixième, d'éther, par personne compétente, régime lacté bouilli, diurétique, etc.

Les aortiques, les brightiques surtout sont prédisposés à l'œdème pulmonaire, quelquefois les artério-scléreux à gros foie et insuffisant, quelquefois les malades atteints de maladies infectieuses. Le médecin établira préventivement la désintoxication de l'organisme et la médication indiquée de chacune de ces maladies, hygiène, régime, interdiction absolue de fumer ou de respirer la fumée de tabac n'importe où, régimes antitoxiques sans potages gras, viandes, œufs, poissons, etc., déchlorurée, lactée, lacto-végétarien, le lait, s'il n'y a pas appendicite, suivant indications, etc., laxatifs, purgations fréquentes s'il n'y a pas d'appendicite ou de contre-indications etc., purgations non irritantes, non trop fortes, etc., ainsi que la médication que l'entourage doit faire aussitôt au malade en attendant la venue du médecin, en cas de crises, accidents, complications, etc.

Verneuil-sur-Avre. — Imp. du Progrès (Henri Tercis).

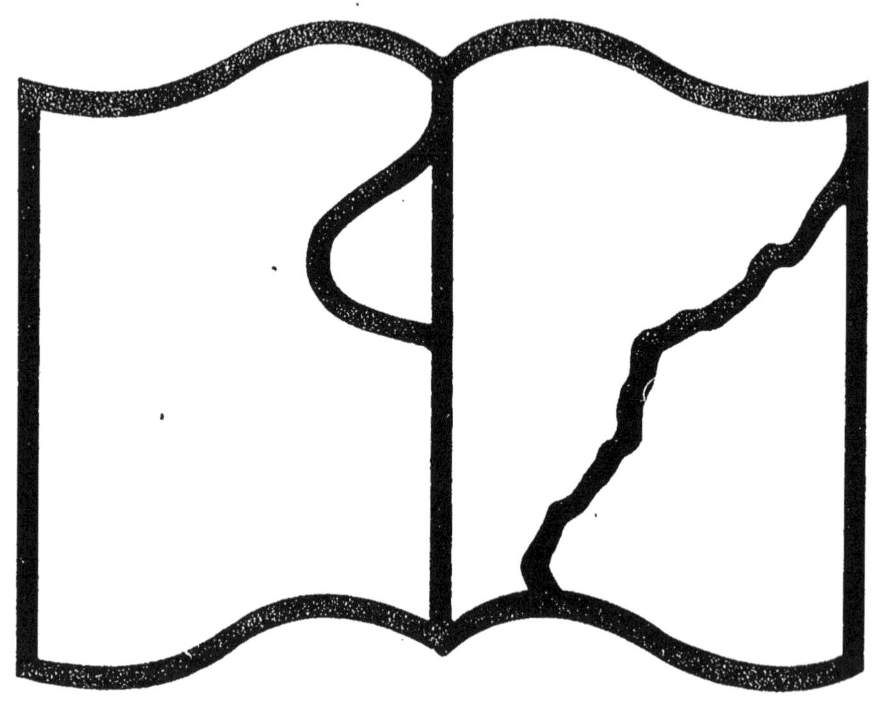

Texte détérioré — reliure défectueuse

NF Z 43-120-11

www.ingramcontent.com/pod-product-compliance
Ingram Content Group UK Ltd.
Pitfield, Milton Keynes, MK11 3LW, UK
UKHW022147190726
13855UKWH00004B/1372